Te $^{97}_{180}$

EXPOSÉ D'UN RAPPORT

FAIT

A L'ACADÉMIE ROYALE DE MÉDECINE.

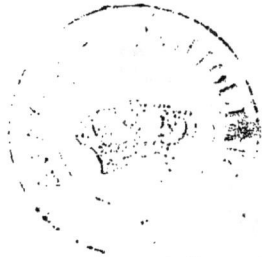

IMPRIMÉ CHEZ PAUL RENOUARD, RUE GARANCIÈRE, N. 5.

EXPOSÉ

D'UN

RAPPORT FAIT A L'ACADÉMIE DE MÉDECINE,

AU NOM D'UNE COMMISSION,

SUR UNE DEMANDE DU DOCTEUR CHARLES PETIT,
RELATIVE A DES EXPÉRIENCES QU'IL A PROPOSÉ DE FAIRE POUR DÉMONTRER

L'EFFICACITÉ

DES EAUX DE VICHY CONTRE LA PIERRE;

SUIVI D'UN

MÉMOIRE

PAR M. O. HENRY,

L'un des membres de la Commission, chef des travaux chimiques
de l'Académie royale de Médecine, ayant servi de base à la partie chimique de ce rapport;

PAR

CHARLES PETIT,

DOCTEUR EN MÉDECINE, INSPECTEUR-ADJOINT DES EAUX DE VICHY.

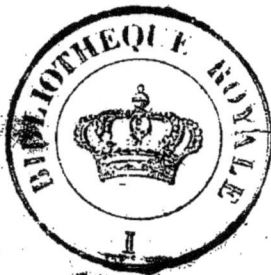

PARIS.

CROCHARD ET COMPAGNIE, LIBRAIRES,

RUE DE L'ÉCOLE-DE-MÉDECINE, 13.

1839.

Depuis plusieurs années déjà, j'ai acquis la conviction qu'il est possible, facile même, dans presque tous les cas, de guérir la pierre par le seul usage des eaux alcalines, administrées en boisson et en bains, et particulièrement des eaux minérales naturelles de Vichy. Mais pour faire partager ma conviction à ceux qui n'ont pas observé, comme moi, tous les phénomènes qui se passent chez les calculeux qui se soumettent à ce traitement, pour ôter jusqu'à la possibilité d'une objection, pour faire préférer enfin cette médication à toute opération chirurgicale, ou du moins pour arriver à ce que l'on n'ait plus recours à ce dernier moyen qu'en cas d'insuccès du premier, il faudrait que, chez un certain nombre de calculeux, des chirurgiens, dont les noms fissent autorité dans la science, eussent reconnu, avant le traitement, la présence et, approximativement du moins, le volume de la pierre, et qu'en outre, après le traitement, les symptômes rationnels de cette affection ayant disparu, ils eussent aussi constaté, par une nouvelle exploration de la vessie, la disparition complète du corps étranger.

Telles sont les conditions rigoureusement nécessaires pour démontrer d'une manière incontestable l'efficacité du traitement, pour faire cesser tous les doutes, et pour qu'un corps savant, par exemple, consulté sur une question de cette nature, puisse se prononcer sans avoir la crainte de se tromper, et, par conséquent, de compromettre son autorité. Aussi n'a-t-il pas dépendu de moi que les faits, déjà en assez grand nombre, que j'ai recueillis, ne remplissent toutes ces conditions; mais il n'est malheureusement pas toujours possible d'obtenir des malades qu'ils se soumettent au cathétérisme, surtout lorsqu'ils ne souffrent plus; et d'ailleurs, lors même qu'ils y consentiraient, comme je ne voudrais pas que l'on pût élever le moindre doute sur l'exactitude d'une exploration faite par moi seul, il en résulte qu'il faudrait que j'eusse toujours à ma disposition, et au moment convenable, c'est-à-dire avant et après le traitement, un chirurgien dont le nom ne fût pas seulement une autorité pour moi, mais aussi pour tout le monde; et c'est là une condition souvent difficile à remplir.

Il y avait cependant un moyen d'arriver promptement à la solution de cette question qui, ce me semble, devrait intéresser à un haut degré la science et l'humanité: c'était que ceux de mes confrères, qui s'occupent plus particulièrement du broiement de la pierre, et qui me paraissent les plus difficiles à convaincre, m'envoyassent à Vichy, ainsi que je leur en avait fait la proposition, quelques calculeux qu'ils auraient préalablement sondés, et chez lesquels ils auraient pu constater, après le traitement, les résultats obtenus ; mais ma proposition leur a sans doute paru avoir des inconvéniens, car elle est restée sans réponse. (1)

Voyant les difficultés de toute espèce que je rencontrais sans cesse, le peu d'empressement surtout de mes confrères à chercher à dissiper les doutes qu'ils pouvaient avoir sur une question aussi importante, et certain que, quelques soins que j'apportasse à recueillir des observations, quelques personnes trouveraient encore le moyen d'élever des doutes, de nier même les faits les mieux constatés, j'ai pris la résolution d'écrire à M. le ministre du commerce et des travaux publics, pour le prier de vouloir bien solliciter de l'Académie royale de médecine, la nomination d'une commission qui serait chargée de constater avec moi, et avant tout traitement, la présence et le volume de la pierre, ainsi que l'état de la vessie, chez un certain nombre de calculeux pris dans les hôpitaux ou ailleurs, et que l'on mettrait ensuite à ma disposition. Je m'engageais à renvoyer ces malades, après leur traitement, à la même commission qui aurait alors à constater les résultats obtenus.

J'ajoutais que, comme je désirais que l'Académie fût bien persuadée que ce n'était pas légèrement et sans de très grandes probabilités de succès, que je sollicitais son

(1) Je dois dire cependant que mon honorable confrère M. le docteur Amussat, toujours désireux des progrès de la science, après avoir reconnu, l'année dernière, l'existence d'une pierre volumineuse dans la vessie d'un malade, l'avait fortement engagé à essayer les eaux de Vichy, et à aller les prendre à la source. C'était un cas très remarquable, et je regrette beaucoup que ce malade, qui paraissait cependant très disposé lui-même à tenter ce moyen, n'ait pas suivi son conseil.

intervention, je demanderais, lorsque la commission serait nommée, à mettre sous ses yeux les preuves matérielles déjà nombreuses que je possédais de l'action que les eaux de Vichy exercent sur les calculs de la vessie, persuadé que j'étais, qu'après un examen attentif, cette commission ferait sentir à l'Académie toute l'importance qu'elle devait attacher aux expériences que je proposais de faire sous ses yeux.

L'Académie, sur la demande du ministre, a nommé cette commission le 16 octobre dernier, et elle a été composée de MM. Husson, Blandin, Henry, Bricheteau et Bérard, rapporteur.

Le rapport que cette commission vient de faire, ne pouvait être et n'est en effet qu'un rapport provisoire; car, chez les calculeux dont j'ai publié les observations, quoique les symptômes rationnels de la pierre aient complètement disparu, comme ils n'ont pas voulu consentir à être sondés après leur traitement, et qu'il m'a été, par conséquent, impossible de faire constater leur entière guérison, la commission n'a dû voir, dans ces observations, que des probabilités de l'efficacité du remède; et je sentais si bien qu'en effet, dans l'état actuel de la question, l'on ne pouvait rigoureusement arriver à une autre conclusion, que ma demande n'a eu d'autre but que d'obtenir que l'Académie me mette à même de lui fournir des preuves qui, pour elle, comme pour tout le monde, fussent irrécusables.

Néanmoins, pour moi qui ai vu, dans les divers cas que j'ai publiés, tous les symptômes de la pierre disparaître pendant le traitement en même temps que les malades ont expulsé de la vessie, soit des débris de calculs en plus

ou moins grand nombre, soit les noyaux eux-mêmes de
ces calculs, offrant, dans tous les cas, des traces manifestes d'un agent destructif, et lorsque j'apprends qu'aucun
symptôme de pierre n'a reparu, depuis plusieurs années,
chez ces mêmes malades; pour moi, dis-je, il m'est impossible de ne pas voir dans ces observations des exemples de guérisons complètes. Mais, au reste, indépendam-
ment de ces faits, j'ai communiqué à la commission les
observations de deux calculeux chez lesquels la guérison,
sans être complète encore, est au moins très avancée.
Deux autres, qui habitent Paris, ont été mis sous ses
yeux, et elle a pu apprécier elle-même l'amélioration déjà
très remarquable qu'ils ont obtenue sous l'influence des
eaux de Vichy. Si ces malades continuent à suivre le traitement, et qu'ils veuillent bien ensuite, lorsque nous les
supposerons entièrement guéris, consentir à une exploration de la vessie; si surtout quelques autres calculeux
sont mis à ma disposition par l'administration des hôpitaux, pour que je puisse les soumettre au traitement, à
Vichy même, je ne doute pas que bientôt la commission
ne soit dans le cas de pouvoir décider complètement cette
importante question.

Voici, en attendant, le rapport qui a été fait à l'Académie royale de Médecine, le 9 de ce mois (avril 1839), par
M. le docteur Bérard, au nom de la commission; mais
seulement, comme ce rapport ne pouvait avoir qu'une
certaine étendue, j'ai cru devoir y ajouter quelques notes
qui m'ont paru nécessaires pour mieux faire apprécier l'é-
tat de la question, et publier ensuite, en entier, les recherches chimiques auxquelles s'est livré M. Henry, pour
tâcher de la résoudre.

« Rapport sur plusieurs mémoires présentés à l'Académie royale de Médecine, par M. le docteur Ch. Petit, inspecteur-adjoint des eaux de Vichy.

« Voici les titres des mémoires de M. Petit ;

« 1° Du traitement médical des calculs urinaires et particulièrement de leur dissolution par les eaux de Vichy et les carbonates alcalins (Paris, 1834).

« 2° Nouvelles observations de guérisons de calculs urinaires, au moyen des eaux thermales de Vichy, suivies de, etc. (Paris, 1837).

« 3° Suite des observations relatives à l'efficacité des eaux thermales de Vichy, contre la pierre et contre la goutte (Paris, 1838).

« Je rappellerai avant d'entrer en matière, que votre commission ne devait examiner dans ces mémoires que la partie relative au traitement médical des affections calculeuses. Ce point de la pathologie soulève des questions dont je n'essaierai pas de faire ressortir l'importance. Je ne chercherai pas non plus à tracer un long historique des moyens employés dans le but de dissoudre les calculs urinaires. La plupart de ces moyens d'abord préconisés avec chaleur, ne tardèrent pas à tomber dans un oubli mérité. En effet, que pouvait-on attendre des expériences faites sans autre guide que le hasard, à une époque où les médications les plus bizarres étaient souvent choisies de préférence par les expérimentateurs.

« La question de la dissolution des calculs urinaires rentrant presque complètement dans le domaine de la chimie, ne pouvait être éclairée que par la chimie ; aussi les tentatives véritablement rationnelles datent-elles seulement de l'époque où les médecins appelèrent cette science à leur aide, pour résoudre cet important problème de thérapeutique. Scheele, le premier, dans un travail publié dans les *Transactions* de Stockholm, en 1776, nous donne des notions positives sur la composition chimique des concrétions urinaires. Plus tard, Bergman et Morveau confirmèrent les découvertes du chimiste suédois et trouvèrent quelques nouvelles substances dans les calculs vésicaux. Enfin les travaux de Wollaston, en 1797, l'analyse de 600 calculs faite presque à la même époque, par Fourcroy et Vauquelin, vinrent, pour ainsi dire, constituer d'une manière définitive l'état de la science sur ce point.

« La composition chimique des calculs étant connue, il fut facile d'indiquer un dissolvant approprié à chaque variété. Mais toutes ces expériences faites pour ainsi dire sur une matière morte, toutes ces découvertes sorties du laboratoire des chimistes devaient être mises à profit par une science qui comprit à-la-fois les exigences et les ressources de l'organisme. Il fallait que la médecine trouvât le moyen d'appliquer ces acquisitions nouvelles.

« La première idée qui se présenta fut d'introduire dans la vessie un liquide capable de dissoudre les concrétions calculeuses, et cependant assez peu actif pour ne point nuire à l'organe dans lequel on l'injecte.

« La sonde à double courant permettant de renouveler incessamment le liquide dissolvant, donna le moyen d'agir d'une manière plus efficace, et l'on aurait lieu de s'étonner que les chirurgiens n'aient point fait sur ce mode de traitement des expériences plus suivies, si l'on ne connaissait la répugnance qu'inspire aux malades le séjour prolongé d'une sonde dans la vessie irritée par la présence d'un calcul.

« Tel était l'état de la science sur cette question lorsque les recherches physiologiques de M. Magendie sur les causes et le traitement de la gravelle vinrent faire connaître d'une manière plus précise qu'on ne l'avait fait jusqu'alors, les modifications importantes que l'on peut apporter à la composition de l'urine par une alimentation appropriée. Presque à la même époque, l'université d'Heidelberg mettait au concours la question suivante : « Dé-« terminer quelles sont les substances qui, introduites « dans le corps de l'homme ou des animaux, soit par la « bouche, soit par une autre voie, passent dans les urines, « et indiquer ce que l'on peut inférer de ce phénomène. » Le docteur Wœhler, dont le mémoire fut couronné, venait de démontrer, par une série d'expériences sur l'homme et sur les animaux, que les carbonates et les sous-carbonates alcalins passent dans l'urine sans changer d'état : résultat d'une haute importance, sur lequel est aujourd'hui fondée toute la doctrine du traitement médical des calculs urinaires.

« Enfin M. d'Arcet avait reconnu que les eaux thermales de Vichy jouissent également de la propriété de rendre les urines alcalines. On possédait donc les trois données fondamentales pour arriver à la solution du problème :

« 1° La nature chimique des calculs urinaires ;

« 2° Les liquides propres à en opérer la dissolution ;

« 3° Un moyen simple et exempt de danger de mettre le calcul en contact avec les dissolvans.

« Il ne s'agissait plus que de rechercher jusqu'à quel

point l'expérience chimique viendrait justifier toutes les prévisions théoriques. Tel est le but principal que s'est proposé M. le docteur Ch. Petit.

« Cependant l'auteur n'a point négligé la théorie, car une partie de son mémoire est consacrée à l'étude de l'action des eaux de Vichy pures sur les concrétions urinaires et à l'explication du mécanisme de leur destruction.

« Nous suivrons l'auteur dans la discussion de ces deux ordres de faits ; en exposant d'abord les résultats fournis par l'expérimentation directe sur les calculs urinaires.

« Voici comment les expériences ont été faites : M. Petit s'est procuré un certain nombre de calculs de nature différente dont la composition chimique a d'abord été constatée par l'analyse. Ces calculs étaient sciés et divisés en deux moitiés, l'une d'elles était conservée pour servir de terme de comparaison ; l'autre était pesée très exactement et dessinée, afin de rappeler parfaitement son aspect et sa forme, puis renfermée isolément dans un petit panier d'osier et plongée dans la fontaine de la *grande grille*. Chaque panier était placé sur un vase destiné à recevoir les parcelles détachées du calcul. L'eau pouvait se renouveler aisément ; sa température était de 38 à 39.° c; après une immersion plus ou moins prolongée , ces calculs ont été retirés et séchés ; ils ont ensuite été pesés et dessinés.

« Voici le résultat de treize expériences :

« 1° Deux écorces provenant d'un calcul d'acide urique avec des traces d'ammoniaque. 25 jours d'immersion; perte, 72 sur 100.

« 2° Morceau de calcul de phosphate ammoniaco-magnésien, 18 jours d'immersion ; perte, 45.

« 3° Moitié d'un calcul d'acide uride, avec traces d'ammoniaque, 30 jours d'immersion ; perte, 39.

« 4° Moitié d'un calcul à couches concentriques ; au centre, acide urique et urate d'ammoniaque et un peu d'oxalate de chaux ; autour de ce noyau, une couche concentrique, très épaisse, d'oxalate de chaux pur ; autour de cette couche, une autre, moins épaisse, d'acide urique, avec un peu d'ammoniaque et des traces d'oxalate et de phosphate de chaux, et enfin une écorce de phosphate de chaux et d'un peu de phosphate ammoniaco-magnésien et d'oxalate de chaux. Immersion, 30 jours ; perte, 29.

« 5° Moitié d'un calcul d'acide urique, avec des traces d'ammoniaque, à la surface duquel sont déposés des mamelons d'oxalate de chaux. Immersion, 30 jours ; perte, 48.

« 6° Moitié d'un calcul de phosphate ammoniaco-magnésien, très blanc, avec des traces d'acide urique. Immersion, 18 jours ; perte, 59.

« 7° Moitié d'un calcul de phosphate ammoniaco-magnésien, d'un blanc grisâtre. Immersion, 20 jours ; perte, 71.

« 8° Une partie d'un calcul d'acide urique. Immersion, 23 jours ; perte, 65.

« 9° Le quart d'un gros calcul de phosphate ammoniaco-magnésien très blanc et très bien cristallisé. Immersion, 43 jours ; perte, 67.

« 10° Un petit calcul entier d'acide urique offrant plusieurs facettes. Immersion, 27 jours ; perte, 74.

« 11° Moitié d'un calcul d'oxalate de chaux avec des traces de phosphate de chaux et ayant un noyau d'urate d'ammoniaque. Immersion, 44 jours ; perte, 12.

« 12° Moitié d'un calcul de phosphate ammoniaco-magnésien. Immersion, 18 jours ; perte, 53.

« 13° Moitié d'un calcul gris cendré d'urate d'ammoniaque, avec des traces de phosphate et d'oxalate de chaux. Immersion, 18 jours ; perte, 60.

« Ces calculs ont en général perdu d'autant plus qu'ils étaient plus volumineux. La diminution qu'ils ont éprouvée paraît aussi être en rapport inverse de leur dureté et de leur cohésion.

« Cependant on reconnaît facilement que leur surface extérieure, qui en forme la partie la plus compacte, a été également altérée.

« Si l'on compare la perte subie par les calculs d'acide urique avec celle subie par les calculs de phosphate ammoniaco-magnésien, on trouve que les premiers, après 27 jours d'immersion, ont perdu les 53 centièmes de leur poids, tandis que les seconds, après 23 jours seulement, ont perdu les 60 centièmes, résultat remarquable et imprévu dont nous allons voir l'explication.

« Voulant savoir comment s'était opérée la perte que ces différens calculs ont éprouvée par leur immersion dans l'eau de Vichy, M. Petit a fait analyser le résidu recueilli dans les vases placés au-dessous de chacun d'eux. L'un de ces résidus, peu considérable, était formé d'acide urique en partie combiné à l'ammoniaque ; un autre, en très grande proportion, renfermait du phosphate ammoniaco-magnésien. L'analyse avait démontré, avant l'expérience, que ces calculs étaient d'une composition chimique identique au résidu obtenu. M. Petit en conclut que l'acide urique que perdent les calculs de cette nature est en grande partie dissous, tandis que, pour les calculs de phosphate ammoniaco-magnésien, la diminution de volume est le résultat de la disgrégation des matières salines qui les composent.

« L'eau de Vichy exerce donc une double action sur les concrétions urinaires. D'une part, le bi-carbonate de soude contenu dans l'eau se combine avec l'acide urique des calculs, le fait passer à l'état d'urate de soude et en détermine ainsi la dissolution ; d'autre part, le mucus que renferment les pierres est attaqué par les sels alcalins de l'eau minérale, et les élémens du calcul privés du ciment qui produit leur agglutination, tombent en parcelles plus ou moins volumineuses. C'est en vertu de cette disgrégation que certaines concrétions urinaires insolubles ou très peu solubles dans les alcalis, subissent une diminution de volume plus prompte et plus considérable que celle qui résulte de la dissolution des calculs d'acide urique.

« Bien que ces faits, signalés par M. Petit, aient déjà cours dans la science, qu'ils aient été indiqués par quelques chimistes de plus haut mérite et en particulier par un de nos honorables collègues, M. Chevallier, dans un mémoire sur la dissolution de la gravelle et des calculs de la vessie, néanmoins votre commission, ne pouvant reproduire exactement les expériences annoncées, à cru de son devoir de chercher à reproduire ces expériences en se servant des eaux de Vichy transportées ; elle a en outre cherché à résoudre expérimentalement quelques questions nouvelles.

« Voici les résultats que nous avons obtenus :

« Nous avons fait immerger plusieurs calculs de nature différente, dans des quantités déterminées d'eau minérale, tenue sans cesse à une chaleur de 35 à 45 degrés centigrades.

« Les calculs étaient fort différens, quant à leur nature, leur volume et leur texture. Ceux-ci, formés de phosphate calcaire et de phosphate ammoniaco-magnésien avec des traces d'acide urique, renfermaient peu de mucus. Leur cohésion était assez faible ; ceux-là, d'une couleur orangée ou *jaune chamois*, étaient plus ou moins gros, ovoïdes, formés de couches concentriques superposées, et leur composition donnait une grande quantité d'acide urique et d'urate ammoniacal, puis du mucus et un peu de phosphate ; enfin les autres étaient très durs, mamelonnés, en fragmens provenant d'un calcul primitif volumineux, et l'analyse y faisait reconnaître beaucoup d'oxalate de chaux, du mucus, ainsi qu'une certaine proportion d'acide urique, puis des traces de phosphate.

« Ces calculs ont été soumis isolément à l'action d'un litre d'eau minérale, pendant quinze jours, et le liquide, à cette époque, fut remplacé pendant quinze nouveaux jours par une nouvelle dose semblable que l'on répéta une troisième fois.

« Chaque calcul avait donc eu le contact de trois litres d'eau minérale ; séchés alors, ils furent pesés, et le liquide tiré à clair, filtré, fut analysé à part.

« N° 1. Un calcul assez gros, arrondi, lisse, couleur *nankin*, formé d'acide urique, d'urate d'ammoniaque, d'une petite quantité de mucus et de phosphates terreux, pesait, sec, 4 grammes 65.

« Au bout de six semaines de contact, il fut essuyé, séché et pesé de nouveau. Il avait perdu 1 gramme 73, c'est-à-dire 37, 2 pour o/o.

« N° 2. Un calcul de la même nature, mais plus petit, pesant, sec, o gramme 67, perdit o,39, c'est-à-dire 58, 2 p. o/o.

— 14 —

« N$_0$ 3. Un calcul volumineux, scié en deux parties égales, composé de couches concentriques superposées, ayant
une *écorce* moins lisse que les précédentes, une couleur
plus orangée et présentant plus de cohésion, fut analysé ;
il donna : acide urique prédominant, urate ammoniacal,
mucus et phosphates terreux.

« Son poids, sec, était de 24 grammes 3, et après 6 semaines, il perdit 2 grammes 8, c'est-à-dire 11, 5 pour o/o.

« N° 4. Un fragment de calcul scié par la moitié, assez
friable, d'une couleur blanchâtre, formé de zones peu
épaisses, donna à l'analyse pour composition, savoir : à-peu-
près parties égales de phosphate calcaire et de phosphate
ammoniaco-magnésien, un peu de mucus, d'acide urique
ou d'urate, et, dans son noyau, de l'oxalate de chaux.

« Il pesait, sec, 4 grammes 55, et perdit 1 gramme 35,
c'est-à-dire 29, 6 pour o/o.

« N° 5, enfin un fragment mamelonné, brunâtre, très
dur, offrant quelques couches concentriques, était formé
en grande partie d'oxalate de chaux, avec de l'acide urique et du mucus.

« Il pesait 0,75, perdit 0,13 d'acide urique, c'est-à-dire 17,
3 pour o/o.

« Il devint caverneux, lorsqu'on l'examina avec la loupe ;
mais perdit peu de sa cohésion.

« La dissolution plus ou moins complète de ces calculs
avait donc eu lieu par l'action prolongée de l'eau de Vichy
sur eux.

« Cette dissolution s'opère avec quelques phénomènes
qu'il est bon de rapporter.

« Après quelques jours d'immersion dans l'eau minérale,
les calculs, ceux principalement où dominent l'acide uri-

que et l'urate d'ammoniaque, deviennent blanchâtres, opaques à leur surface et dans les parties qui indiquent les couches concentriques (lorsqu'ils sont sciés). Bientôt après, cette surface se fendille, et il se détache une matière blanchâtre en petits feuillets qui se précipitent au fond du vase; cette matière recueillie est formée d'urate de soude; l'action étant continuée ainsi sur le calcul, de nouvelles croûtes se détachent et se précipitent ou se dissolvent en partie dans l'eau surnageante.

« Le calcul devient alors ordinairement friable et souvent très facile à briser. Quelquefois même, il se fendille naturellement, parce que l'eau minérale, en s'infiltrant entre les couches qui le composent, y gonfle en partie le mucus, puis en dissout une certaine quantité, et réagit aussi sur les principes de ce calcul, pour fournir de nouvelles combinaisons qui, par leur arrangement, tendent à en écarter les molécules.

« Ainsi les résultats que nous avons obtenus, confirment ce que l'on a dit, touchant l'influence des eaux de Vichy. Aux raisons qui précèdent, il faut ajouter cette remarque qui n'avait point échappé à M. Petit, que dans toutes les expériences qui ont été faites sur ce sujet, les calculs dont on s'est servi étaient desséchés; quelques-uns étaient retirés de la vessie depuis plusieurs années; le mucus qui entre dans leur composition, était par conséquent moins attaquable par les alcalis et la dissolution ou la disgrégation devait en être plus difficile et plus lente que quand le calcul est encore humide.

« Ces faits sont certainement d'une grande importance, mais il faut bien se garder de leur faire dire plus qu'ils ne disent réellement. De ce qu'un calcul s'est dissous dans de l'eau de Vichy, s'ensuit-il nécessairement qu'il se dissoudra également dans de l'urine devenue alcaline par le fait de l'usage de cette eau ? Il faudrait, pour que l'expérience fût plus concluante, que l'on eût fait dissoudre un calcul dans cette urine rendue alcaline; mais on sait combien ce liquide s'altère promptement, lorsqu'il est excrété. Ajoutons que la quantité d'urine que contient la vessie, n'est point aussi considérable que celle de l'eau de Vichy, employée par M. Petit, dans ses expériences; que l'urine n'est point incessamment renouvelée, circonstances qui influent notablement sur les résultats, puisque l'on a vu de l'eau pure, en courant continu, faire sensiblement diminuer certains calculs.

« Enfin dans la plupart de ces expériences, ce ne sont pas des calculs entiers, mais des fragmens qui ont été soumis à l'action de l'eau de Vichy, ce qui a dû favoriser leur destruction (1). Ce n'est donc point dans les faits de cet ordre que doit se trouver la solution de la question qui nous occupe. Voyons si les observations recueillies sur les malades, nous permettront de la résoudre.

« Notre critique doit porter sur deux points : 1° l'état des concrétions urinaires rendues par les malades soumis à l'emploi des eaux de Vichy; 2° les changemens survenus dans la santé des personnes qui ont fait usage de ces eaux.

« Relativement au premier point, M. Petit nous a remis un assez grand nombre de fragmens de calculs qui ont

(1) Je ferai cependant remarquer que la commission a reconnu elle-même (Voyez page 11) que les calculs qui ont été soumis à l'action de l'eau de Vichy, ont été attaqués tout aussi bien par leur surface extérieure que par le côté de la solution de continuité.

été expulsés spontanément des voies urinaires. Nous devons dire que tous ces fragmens portent évidemment des
traces d'altération. Leur surface est inégale, poreuse, semblable à celle des concrétions que l'on a fait séjourner
dans l'eau de Vichy. Il est donc rationnel de conclure
qu'ils ont éprouvé une certaine altération dans la vessie,
et que la diminution de volume qu'ils ont subie a dû favoriser leur expulsion.

« Le deuxième point nous offre la partie vraiment importante du travail de M. Petit. Afin de mettre l'académie
à même de porter un jugement précis sur ce sujet, nous
voudrions pouvoir présenter ici un exposé complet de
tous les faits qui ont été recueillis par ce médecin ; mais
cela nous entraînerait bien au-delà des limites que comporte notre travail. Néanmoins, ces faits devant servir de
base principale aux conclusions de notre rapport, nous
allons essayer d'en offrir l'analyse, en les rangeant en plusieurs groupes, parmi lesquels nous prendrons quelques
exemples propres à les faire connaître.

« Dans la première catégorie se trouvent les malades
qui, de l'aveu même de M. Petit, étaient simplement affectés de gravelle ; leur examen ne peut donc, en aucune
façon, éclaircir la question qui nous occupe.

« La seconde catégorie renferme des personnes qui
éprouvaient les symptômes rationnels de la pierre, et chez
lesquels ces symptômes ont complètement disparu, après
l'expulsion de détritus lithiques. Du reste, le cathétérisme n'a été pratiqué ni avant, ni après le traitement ; or,
pour quiconque a observé un certain nombre de calculeux, il pourra rester des doutes, relativement à l'existence
des calculs urinaires chez les malades que cette classe ren-

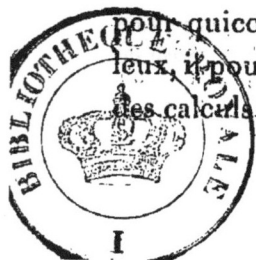

2

ferme, et l'on pourra objecter à M. Petit que ces personnes n'avaient autre chose que des graviers d'un volume un peu considérable. On sait, en effet, que les accidens que produisent ces corps étrangers sont plus en rapport avec la sensibilité des individus, l'état de maladie des voies urinaires, la contraction habituelle de la vessie, qu'avec le volume absolu du calcul.

« A la troisième classe appartiennent des malades chez lesquels le cathétérisme a été pratiqué avant le traitement, mais ne l'a pas été depuis. Nous croyons utile de citer ici quelques-unes des observations que cette catégorie renferme.

« M. de Longperier, âgé de 51 ans, souffrait de la vessie depuis deux ans. Le cathétérisme, pratiqué en 1836 par M. Leroy-d'Etiolles, fit reconnaître à ce chirurgien un petit calcul qui parut adhérent près du col de la vessie. Le traitement fut commencé le 19 juin. Au dix-septième jour, il sortit un calcul gros comme une lentille; depuis lors, la santé de M. de Longperier s'est parfaitement rétablie. Quoique la concrétion expulsée soit remarquable par la disparition des couches que l'on observe à la surface, et qui ne s'emboîtent pas entièrement, on peut encore penser que, dans ce cas, on a eu affaire, non à un calcul, mais à un simple gravier. (1)

« M. Larigandie, après avoir rendu des graviers, est en proie, depuis deux ans, à toutes les souffrances que détermine une pierre vésicale. M. le docteur Montéloy, son

(1) Ce qui prouverait cependant que ce calcul n'était pas un simple gravier, c'est que M. Leroy-d'Etiolles, qui avait sondé le malade, lui avait dit qu'il n'y avait, dans ces cas, d'autre ressource que l'opération.

neveu, médecin à Sauxillanges, le sonde et reconnaît une pierre de moyenne grosseur. Le 5 août 1837, commencement du traitement par les eaux de Vichy. Après vingt jours, expulsion de parcelles de calcul, à plusieurs reprises; retour complet à la santé.

« Il est à regretter que le cathétérisme n'ait pas été pratiqué depuis la disparition des accidens. On sait, en effet, et l'un des malades cités par M. Petit va nous en offrir la preuve, que les symptômes de la pierre peuvent disparaître pendant un temps plus ou moins long, quoique les malades continuent à porter ce corps étranger dans leur vessie (1). Quelque satisfaisante que paraisse cette observation, il n'est donc pas possible d'affirmer que M. Larigandie est entièrement débarrassé de son calcul.

« Enfin, dans la quatrième catégorie se trouvent les malades chez lesquels le cathétérisme a été pratiqué à plusieurs reprises avant et pendant la durée du traitement, classe la plus importante et dont les résultats sont de nature à faire juger définitivement la question. Malheureusement le nombre de ces malades est peu considérable, et plusieurs d'entre eux sont encore en traitement. Nous

---

(1) Le malade dont veut parler M. le rapporteur, est M. Fournier dont il va être question plus bas. Je ferai remarquer que, si ce malade, qui éprouvait des douleurs très vives avant de prendre les eaux de Vichy, ne souffrait plus après les avoir prises, cela tient à ce que son calcul, qui avait à-peu-près le volume d'un œuf de poule, avant de commencer le traitement, était réduit à un très petit volume, après avoir pris les eaux, ce qui résulte d'explorations faites, d'abord par M. le docteur Senelle et par moi, et ensuite par M. le docteur Leroy-d'Etiolles lui-même. Je crois que lorsque les symptômes de la pierre disparaissent à ce point, et que cette disparition persiste, comme chez le malade en question, il faut nécessairement admettre, sinon une guérison complète, au moins une très grande diminution du calcul.

2.

croyons que tous les faits que cette classe renferme doivent être ici analysés.

« 1° M. Petit rappelle d'abord un fait que M. Génois a communiqué à l'Académie de Médecine (séance du 25 juillet 1826). Un homme de 52 ans éprouve les symptômes de la pierre. Le cathétérisme fait reconnaître plusieurs calculs dont le volume fut jugé égal à celui d'une noisette. Après avoir fait usage pendant un mois d'une boisson alcaline, il rendit onze calculs du poids de quatre grains; les douleurs disparurent, et le cathétérisme pratiqué de nouveau ne fit découvrir aucun calcul dans la vessie.

« 2° M. Valérix, âgé de 56 ans, ayant autrefois rendu des graviers, éprouvait depuis deux ans les symptômes de la pierre. MM. Boudant et Petit s'assurèrent par le cathétérisme de l'existence d'un petit calcul. Le traitement par les eaux de Vichy est commencé le 16 juillet 1837. Le 6 août, M. Valérix rend un premier fragment de pierre; sa santé s'améliore, néanmoins la guérison n'est pas complète. Le malade prit de nouveau les eaux thermales en 1838. Un nouveau calcul fut rendu. M. Boudant pratiqua le cathétérisme, le 14 septembre, et ne retrouva rien dans la vessie. Dans les deux cas qui précèdent, la guérison ne saurait être contestée, seulement on peut croire que les concrétions découvertes par le cathétérisme, et dont le volume précis n'a pas été indiqué, étaient de la gravelle plutôt que de véritables pierres urinaires. (1)

(1) Lorsqu'un malade a éprouvé comme M. Valérix, pendant plusieurs années, tous les symptômes de la pierre, il est, ce me semble, difficile de croire que le calcul qui en a été la cause, n'ait conservé que le volume d'un

« 3° M. Fournier, du Mayet-d'Ecole, vint à Vichy le 3 juillet 1838. Les symptômes de la pierre existaient depuis deux ans; il fut sondé par MM. Petit et Senelle, de Nevers, qui rencontrèrent un calcul volumineux, à surface rugueuse. M. Leroy-d'Etiolles passant à Vichy, le 9 août, sonde à son tour le malade, et reconnaît un calcul ayant le volume d'une grosse noix (1); jusqu'au 15 septembre M. Fournier rend une grande quantité de graviers. A cette époque, sa santé est tellement satisfaisante, que la guérison parut complète. Pour dissiper tous les doutes, M. Fournier vient à Paris se soumettre à une nouvelle exploration. M. Leroy retrouva le calcul qui se présenta de suite à l'instrument; mais les recherches ayant été continuées, le calcul échappa bientôt aux perquisitions, et ce ne fut qu'avec beaucoup de peine qu'il put être retrouvé; il parut d'ailleurs à M. Leroy avoir perdu de son volume (2). Dans une lettre récemment écrite par M. Fournier, ce malade annonce que, depuis son retour au Mayet-d'Ecole, il a constamment fait usage du bi-carbonate de soude, qu'il n'a rendu aucun fragment de calcul, que sa santé est excellente. « Je supporte, dit-il, la voiture la plus dure « possible, marchant avec vitesse, aussi bien que j'aurais « pu le faire à l'âge de 25 ans. Il en est de même du trot « du cheval. »

gravier. D'ailleurs M. Henry (Voyez son travail à la suite de ce rapport) n'a-t-il pas reconnu que le calcul rendu par M. Valérix, était manifestement corrodé par l'action des eaux de Vichy dont ce malade avait fait usage.

(1) Ce malade prenait les eaux de Vichy depuis le commencement du mois de juillet, et déjà il souffrait si peu qu'il se croyait bientôt au terme de sa guérison.

(2) L'on croira sans doute M. Leroy, lorsqu'il fait un pareil aveu. J'ajouterai que, pour moi, qui n'avais pas sondé le malade depuis le 3 juillet précédent, la différence me parut être celle d'un œuf de poule à un très petit pois.

« Si ce fait peut laisser des doutes relativement à la disparition complète du calcul, il n'en subsistera sans doute
pour personne concernant la diminution notable que
cette pierre volumineuse a dû subir.

« 4° M. Pirel, de Job, près Ambert, vint à Vichy en
1838. M. Petit reconnu un calcul volumineux ; après
vingt jours de traitement, le malade retourne à Clermont
où M. le docteur Fleury l'examine à son tour, et constate
la présence d'un calcul qui lui parut très dur et assez gros.
M. Fleury déclara qu'il lui semblait impossible que les
eaux de Vichy pussent amener la dissolution d'un calcul
aussi volumineux. Pirel retourne à Vichy à la fin de juillet. Dans les premiers jours du mois d'août, M. Leroy
saisit le calcul avec la pince de M. Heurteloup, et l'ayant
pris en deux sens différens, il eut pour mesurer un pouce
dans un sens et cinq lignes dans l'autre. Le calcul fut un
peu écorné par l'instrument et le malade rendit quelques
petits fragmens de pierre. M. Fleury sonda de nouveau
Pirel à Clermont, le 2 novembre. Ce chirurgien fut obligé
de chercher le calcul ; il lui parut long de dix lignes et de
forme cylindrique, du volume d'un crayon de nitrate d'ar-
gent. M. Fleury a témoigné, dans une lettre à M. Petit,
tout son étonnement à la vue d'un pareil changement, et
a déclaré que son incrédulité dans les eaux de Vichy était
fortement ébranlée.

« Pirel est encore en traitement, il continue chez lui
les eaux de Vichy, en attendant la saison prochaine.

« 5° C'est ici le lieu de parler d'un malade sur lequel
l'attention de l'Académie a déjà été appelée par MM. Ségalas et Petit.

« M. Jullien, âgé d'une cinquantaine d'années, éprouve

depuis long-temps les symptômes de la pierre ; il ne peut plus aller à pied depuis l'hôtel de la Monnaie jusqu'au Palais-Royal, sans souffrir beaucoup, sans éprouver des envies fréquentes d'uriner et sans rendre de l'urine sanguinolente. Depuis plus d'un an, il a complètement renoncé à monter en voiture. Enfin un catarrhe vésical des plus prononcés existe chez ce malade.

« Au mois de juillet dernier, M. Ségalas reconnut l'existence d'un calcul urinaire; le traitement par l'eau de Vichy transportée fut commencé et continué avec réserve jusqu'à la fin de septembre.

« Le cathétérisme fut de nouveau pratiqué au commencement d'octobre, dans le but de constater le volume de la pierre. M. Ségalas saisit plusieurs fois le calcul et son instrument montrait un écartement d'environ un pouce ; mais aussitôt qu'il voulait un peu presser, pour le fixer, le calcul lui échappait, ce qui tend à prouver que son volume est plus considérable que ne l'indique l'écartement des branches de l'instrument. Le traitement par les eaux de Vichy a été continué. Il n'y a pas eu de nouvelles explorations jusqu'à ce jour. Quant aux accidens, ils ont offert une diminution notable dans leur intensité. Le catarrhe vésical a presque entièrement disparu (1); les courses à pied ne sont plus douloureuses ; le malade supporte facilement le cahos des voitures, des cabriolets de

---

(1) Je ne connais pas d'efficacité mieux démontrée, à mes yeux, que celle des eaux de Vichy naturelles contre le catarrhe chronique de la vessie. La commission a constaté ses heureux effets, dans ce cas, non-seulement chez M. Jullien, mais encore chez un autre calculeux en traitement à l'hôpital Beaujon. J'en ai recueilli à Vichy un assez grand nombre d'autres exemples que je me propose de publier.

place les plus durs, et ne rend plus d'urines sanguino-
lentes. Ces détails m'ont été fournis par le malade même (1).
Je dois dire que depuis quelque temps il s'est manifesté
de nouveaux symptômes chez M. Jullien. Lorsqu'il com-
mence à uriner, le jet est d'abord libre et fort ; à la fin il
devient mince et gêné. Le malade éprouve alors un pin-
cement au col de la vessie, et, s'il veut s'asseoir, la pres-
sion du périnée sur le siège est douloureuse et le force à
ne s'appuyer que sur une fesse.

« En général cette sensation ne dure pas au-delà d'une
ou deux minutes. Un jour cependant, il est arrivé que le
jet s'est interrompu complètement, et que la sensation
douloureuse, accompagnée de la rétention d'urine, s'est
prolongée pendant quatre heures ; au bout desquelles tout
est rentré dans l'ordre. Ces accidens sont peut-être le résultat de l'introduction momentanée de la pierre dans le
col de la vessie, et, dans ce cas, il serait possible qu'ils
dénotassent une diminution sensible du volume de la concrétion urinaire.

« 6° Nous rangerons auprès des faits qui précèdent, une
observation recueillie sous les yeux de la commission, et

(1) Dans une des séances précédentes de l'Académie, M. le docteur Ségalas, en parlant de ce malade, avait dit que sa guérison n'avait fait aucun
progrès depuis qu'il était en traitement. Je crus devoir écrire à l'Académie
pour réclamer contre cette assertion qui me paraissait d'autant plus étrange
que l'état du malade était, au contraire, amélioré de la manière la plus remarquable, et que, dans tous les cas, je ne concevais pas sur quoi M. Ségalas pouvait fonder son opinion, puisqu'il ne l'avait pas sondé depuis plus de quatre
mois. L'Académie manifesta alors le désir que ce malade fût visité par la
commission.

C'est pour cela que M. le docteur Bérard appuie sur ce fait, que *les détails qu'il vient de donner lui ont été fournis par le malade même.*

dont le résultat nous présente une assez grande importance. Le nommé Delhumeau, âgé de 81 ans, affecté de
surdité et de démence sénile, a subi, en juin 1838, l'opération de la lithotritie, à l'infirmerie de Bicêtre, en deux
séances. M. Guersant le débarrassa d'un calcul très friable
et formé de phosphate ammoniaco-magnésien.

« Delhumeau rentra à l'infirmerie, le 3 décembre, pour
une contusion de la hanche. Une exploration de la vessie,
faite avec le percuteur, par l'un des membres de la commission, lui fit reconnaître un calcul, qui, dans un sens,
offrait huit lignes, et, dans un autre, six lignes de diamètre. Le malade fut mis à l'eau de Vichy et en prit un
litre chaque jour jusqu'au 11 janvier, époque à laquelle il
succomba dans un état d'adynamie. (1)

« J'ai l'honneur de mettre sous les yeux de l'Académie
le calcul qui a été retiré de la vessie, après la mort. Mesuré avec le même instrument, ce calcul présente une diminution d'une ligne sur ses deux principaux diamètres.
Sa surface est remarquable par le nombre de porosités qui
la rendent inégale, et attestent d'une manière frappante
l'action dissolvante ou disgrégeante du menstrue dans lequel le calcul a séjourné.

« Quelle conclusion nous sera-t-il permis de tirer des observations qui précèdent ? Nous devons d'abord faire remarquer qu'il n'y a pas une seule de ces observations qui
démontre péremptoirement qu'un calcul d'un certain volume ait été entièrement détruit, sous l'influence des eaux

(1) Ce malade n'avait bu que 26 bouteilles d'eau de Vichy. C'est ce qui a été
constaté par M. le docteur Guersant, chirurgien de Bicêtre, dans le service
duquel était ce malade.

de Vichy. En effet, cette démonstration ne sera acquise, que lorsqu'un calcul, dont le volume aura pu être approximativement jugé avant le traitement, aura disparu, et que la sonde fera reconnaître que la vessie est parfaitement libre. Or, il est évident qu'aucun des faits ci-dessus relatés ne remplit ces conditions.

« Mais s'il n'y a certitude de guérison, il y a du moins des preuves irrécusables de l'action des eaux de Vichy sur les calculs. Ces preuves sont acquises par l'altération même qu'ont subies les concrétions urinaires, rendues par les personnes qui font usage des bi-carbonates alcalins ; par la diminution de volume qu'ont éprouvés plusieurs calculs, diminution signalée à l'aide de cathétérisme et par l'inspection directe ; par la présence de substances en dissolution, formées aux dépens des nouveaux principes, que contient l'urine et des élémens du calcul, avec lesquels ils se sont combinés. Ajouterai-je que la disparition complète des symptômes de la pierre chez quelques malades, permet de supposer que, chez eux, la destruction en a été entière, et qu'il ne manque à la démonstration qu'un cathétérisme explorateur !

« Cependant, avant de formuler nos conclusions définitives sur les faits qui précèdent, nous croyons devoir apprécier la valeur de quelques objections qui ont été adressées à ce mode de traitement : 1º personne n'ignore que, par suite du séjour prolongé d'un calcul dans la vessie, il se développe des lésions de plus en plus graves du côté des voies urinaires. Je n'essaierai point d'atténuer la force de cette objection. Cependant il se pourrait que, sous l'influence des eaux de Vichy, ces désordres dans les organes urinaires ne se développassent point ; il pourrait même se faire que les lésions déjà développées subissent une modification heureuse, plus ou moins sensible. La théorie généralement admise n'est peut-être plus applicable aux faits que nous examinons maintenant ; car un nouvel élément introduit dans les données du problème, peut en changer la solution. Or, la modification avantageuse qui se manifeste dans la qualité des urines, quand on fait usage des préparations de bi-carbonate de soude, a frappé l'attention de la plupart des médecins. En général on voit promptement diminuer et souvent disparaître entièrement les mucosités et le pus qui altéraient la nature de l'urine. Ce liquide devient limpide et cesse d'être fétide. Ajoutons que les malades chez lesquels on a trouvé un calcul même assez considérable, n'ont point éprouvé ces accidens fâcheux que la théorie faisait redouter ; loin de là, ceux d'entre eux qui ressentaient les plus douloureux symptômes de la pierre, et dont les voies urinaires étaient en mauvais état, au commencement du traitement, ont trouvé un soulagement marqué, dans l'emploi des eaux de Vichy. De ce nombre est un malade actuellement à l'hôpital Beaujon, et sur lequel les membres de la commission ont pu constater une amélioration notable de la santé, depuis qu'il est en traitement. Les faits qui nous offrent des résultats opposés sont en petit nombre. MM. Ségalas et Leroy-d'Etiolles en ont cité chacun un exemple à l'académie. M. Petit a tenté d'expliquer le mauvais résultat observé dans ces deux cas par un traitement insuffisant, et des lésions organiques antérieures de la vessie, que ne pouvaient guérir les eaux de Vichy. Mais quand bien même on ne partagerait pas l'opinion de ce médecin, l'on ne doit pas moins admettre, comme proposition générale, que pendant l'administration des eaux de Vichy , la santé des calculeux s'améliore et que les voies urinaires ne subissent pas d'altérations qui rendraient ultérieurement plus graves les opérations de la taille ou de la lithotritie.

« 2ᵉ *objection*. Loin de faire dissoudre les calculs, on peut craindre que, dans quelques circonstances, l'eau de Vichy ne provoque une précipitation des élémens de l'urine.

« Tels seraient, d'après MM. Civiale et Leroy-d'Etiolles :

« 1° Certains dépôts d'urate de soude. (1)

« 2° La précipitation, sur des noyaux d'acide urique, de

(1) J'ai démontré, dans d'autres mémoires, et je crois que cela ne fait plus de doute aujourd'hui pour personne, que les calculs d'acide urique, lorsqu'ils sont baignés dans un liquide contenant de la soude en dissolution, sont plus ou moins pénétrés par ce liquide, et passent par couches successives à l'état d'urate de soude ; que ces couches, ainsi transformées, se dissolvent ensuite ou se détachent du reste du calcul, sous forme de petites écailles ou d'une sorte d'efflorescence, et j'ai dit que c'était ainsi que se détruisaient ces mêmes calculs dans la vessie, lorsqu'on alcalisait l'urine au moyen de l'eau de Vichy, administrée en boisson ou en bains. Cependant M. le docteur Civiale, dans son *Traité de l'affection calculeuse*, a avancé que cette couche d'urate de soude provenait de la combinaison de l'acide urique libre de l'urine avec la sonde qui se trouvait alors aussi dans ce liquide, et se déposait ensuite sur les calculs renfermés dans la vessie, ou même pouvait servir à former des calculs entiers.

Si les choses se passent comme le dit M. Civiale, comment se fait-il alors que les calculeux qui prennent les eaux de Vichy, voient, au bout d'un certain temps, tous les symptômes de la pierre disparaître, en même temps qu'ils rendent des débris de calculs manifestement corrodés, et qu'on ait même constaté, dans quelques cas, pendant le traitement, une diminution graduelle de ces corps étrangers ? Pourquoi les calculs d'acide urique, lorsqu'ils ont séjourné dans de l'eau de Vichy seule, présentent-ils également une couche d'urate de soude, tout en ayant perdu de leur poids et de leur volume, et d'autant plus qu'ils y ont séjourné davantage ? Si M. Civiale n'admet pas que, dans ce cas, ce soit la matière même du calcul qui passe à l'état d'urate de soude, pour se dissoudre ensuite ou pour tomber en détritus, me

phosphate de chaux et de phosphate ammoniaco-ma-, gnésien ;

« 3° La précipitation du carbonate de chaux sur des calculs d'oxalate de chaux ;

« 4° La formation d'une gravelle de carbonate de chaux et d'urate de chaux ;

« C'est aux chimistes à apprécier la valeur théorique de ces objections. Nous ne croyons pas devoir aborder ici la discussion que ce point de science comporte. Nous nous bornerons à rappeler que chacun de ces argumens a été réfuté par M. Petit, dans une lettre dont l'académie a entendu la lecture (1), et que ceux de nos honorables col-

dira-t-il d'où provient l'acide urique qui s'est combiné avec la soude ? D'ailleurs, s'il pouvait conserver encore des doutes à ce sujet, je l'engage à lire les expériences auxquelles s'est livré M. Henry, pour servir au rapport de la commission.

(1) Cette lettre reproduisant textuellement tous les argumens de M. le docteur Leroy-d'Etiolles et mes réponses, je crois devoir la reproduire, afin que chacun puisse juger avec connaissance de cause.

MONSIEUR LE PRÉSIDENT,

J'espère que l'Académie m'excusera de l'occuper encore de la question de la dissolution des calculs urinaires par les eaux de Vichy *. Elle comprendra qu'il est impossible que je me taise lorsque je vois surgir de tous côtés des objections contre un moyen dont l'efficacité et l'innocuité me sont parfaitement démontrées, et que je considère comme une des plus belles conquêtes de la médecine, surtout lorsque ces objections ne me paraissent reposer que sur des faits inexactement rapportés ou sur des erreurs manifestes.

Ainsi, dans votre dernière séance, M. le docteur Leroy-d'Etiolles vous a écrit pour vous signaler les dangers auxquels s'exposent, suivant lui, les calculeux qui se soumettent à l'action des boissons alcalines.

En voyant la tendre sollicitude de mon confrère pour les malades qui cherchent à se guérir de la pierre en buvant de l'eau de Vichy, je serais tenté

* J'avais écrit une autre lettre à l'Académie, huit jours auparavant, pour répondre à d'autres assertions avancées par M. le docteur Ségalas.

lègues, qui sont les meilleurs juges en pareille matière, ont combattu les assertions de M. Leroy-d'Etiolles.

de le prier de conserver un peu de sa pitié pour ceux de ses patiens dans la vessie desquels il ne craint pas de faire jouer ses instrumens; mais je veux me borner ici à rassurer la conscience de mon confrère, quant à l'emploi des eaux de Vichy, et j'espère que j'y parviendrai facilement; car je m'étonne qu'il ne se soit pas déjà aperçu que toutes ses craintes ne reposent que sur des erreurs, que tout ce qu'il redoute est impossible.

Pour ne rien oublier, je reproduirai tous ses argumens et j'y répondrai successivement.

Ainsi, il dit :

— « 1° Dans un grand nombre de circonstances, les graviers qui sont expulsés par les malades après un traitement alcalin ou pendant sa durée, « ne présentent aucune apparence de dissolution ni de commencement d'action. »

Réponse. — Si M. Leroy a vu ce qu'il avance, il aurait dû dire de quelle nature étaient les graviers rendus; car, s'ils étaient d'acide urique, par exemple, ils devaient nécessairement offrir des traces de l'action des alcalis, si toutefois l'urine avait été suffisamment alcalisée et pendant un certain nombre de jours, car c'est, dans ce cas, un effet inévitable.

— « 2° La substance blanche que l'on observe à la surface de certains « calculs d'acide urique n'est pas seulement formée d'urate de soude, mais « il se précipite de l'*urate de chaux* qui diminue la solubilité du premier « sel. »

Réponse. — Je dirai à M. Leroy que l'expérience démontre qu'il ne se dépose pas d'urate de chaux dans l'urine des malades qui boivent de l'eau de Vichy; qu'il est au contraire parfaitement démontré, pour tous les chimistes et pour tous les médecins qui ont observé l'urine des malades soumis à l'action des eaux de Vichy, que cette urine devient d'autant plus claire qu'elle est mieux alcalisée, et que, dans cet état, les sels qu'elle contient ne se précipitent pas. L'on ne parvient à faire précipiter ces sels qu'en faisant bouillir l'urine. Or, comme l'urine ne peut pas bouillir dans la vessie, il est impossible qu'il s'y forme de précipité. J'ajouterai que, dans tous les cas, l'urate de chaux ne diminuerait pas la solubilité de l'urate de soude, attendu que le premier de ces sels est encore un peu plus soluble que le second.

— « 3° Dans certains cas les carbonates alcalins favorisent et augmentent « la déposition des phosphates triples sur les calculs d'acide urique, en sorte « que l'on fait succéder une diathèse à une autre. »

Réponse. — C'est là une objection bien usée, qui a été renouvelée en

« Quant aux faits sur lesquels reposent plusieurs des objections qui précèdent, ils doivent être excessivement

1824 par Proust, et combattue par M. d'Arcet (Annales de Chimie et de Physique, 1826), de manière à faire espérer qu'on ne la renouvellerait plus. Il suffit en effet d'observer les malades soumis à l'action des eaux de Vichy, pour se convaincre que cette objection n'a pas le moindre fondement; car, comme je l'ai dit plus haut, jamais leur urine n'est plus claire et ne dépose moins que quand elle est alcalisée par cette eau. D'un autre côté, lorsqu'on verse de l'eau de Vichy dans l'urine acide, cette urine reste parfaitement claire et il ne s'y forme pas de précipité. Et d'ailleurs, puisque l'expérience démontre que les calculs de phosphate amoniaco-magnésien et même de phosphate de chaux, que l'on plonge dans l'eau de Vichy ou dans de l'urine alcaline, s'y désagrègent par suite de l'action que les alcalis exercent sur la matière animale qui entre dans leur composition, comment peut-on craindre qu'il ne se forme des calculs de cette espèce sous cette même influence?

— « 4.° Quelquefois les carbonates alcalins déterminent la précipitation « d'un carbonate de chaux à la surface des calculs d'une certaine espèce, de « ceux d'oxalate de chaux, par exemple, ainsi que je viens de le voir pour un « gravier, de 9 lignes de long, expulsé par un marchand de bouteilles, rue « de Provence, n. 23. Depuis deux mois il prenait de l'eau de Vichy et, dans « les anfractuosités du calcul était déposée une substance blanche faisant ef- « fervescence avec l'acide hydrochlorique. »

Réponse. — Il est à regretter que M. Leroy ne dise pas quel est le chimiste qui a constaté la présence du carbonate de chaux sur le calcul en question; car l'existence du carbonate de chaux dans les calculs urinaires de l'homme, est une chose assez extraordinaire pour mériter d'être mieux démontrée. Comme il me paraît probable qu'il y a là quelque erreur, je me permets de douter en attendant que le fait soit mieux prouvé; et me serait-il démontré, qu'il resterait encore à établir que ce carbonate de chaux a été précipité par l'usage que le malade aurait fait d'eau de Vichy, surtout s'il en avait bu assez pour rendre son urine suffisamment alcaline; car l'expérience suivante démontre que le carbonate de chaux ne se précipite pas dans ce cas. Lorsqu'on verse de l'eau de Vichy, qui contient toujours une certaine quantité de carbonate de chaux, dans de l'urine acide, cette urine reste parfaitement claire, et d'autant plus qu'on ajoute davantage d'eau de Vichy. Ce n'est toujours qu'après avoir fait bouillir ce mélange que l'on parvient à faire déposer le carbonate de chaux.

— « 5° Les carbonates alcalins peuvent donner lieu à la formation d'une

rares, et nous avons lieu de regretter que M. Leroy n'ait
pas adressé à la commission les fragmens si curieux qui

« gravelle de carbonate de chaux et d'urate de chaux, ainsi que le prouve
« le fait de M. G., que connaissent et M. Gasc et M. Petit. Quatre fois la
« pierre, chez ce malade, s'est reformée depuis trois ans, et cela d'autant
« plus vite qu'il prenait de l'eau de Vichy en plus grande abondance. Trois
« jours après son retour de Vichy, au mois de septembre, je lui ai retiré de
« la vessie plusieurs graviers, et l'analyse faite par MM. Guibourt et Borson
« a montré qu'ils étaient formés de *carbonate de chaux et d'urate de*
« *chaux.* »

Réponse. — J'avoue que la présence de graviers de carbonate de chaux
et d'urate de chaux dans la vessie m'a paru si extraordinaire, que je n'ai pu
résister au désir de voir M. Guibourt, pour lui demander s'il était bien vrai
qu'il eût constaté la présence de ces deux substances dans les graviers que
M. Leroy lui avait donnés à analyser. M. Guibourt m'a répondu que ce que
M. le docteur Leroy avait avancé là n'était nullement exact, et qu'il récla-
merait contre une semblable erreur dans la séance prochaine de l'Académie.
Ce que M. Guibourt a trouvé dans ces graviers, c'est *du carbonate et du*
phosphate de chaux, ce qui est la composition ordinaire des calculs qui se
forment dans la prostate et jamais celle des calculs urinaires. Or, vous sau-
rez que le malade qui a rendu ces graviers, et que je connais parfaitement,
a une maladie très grave de la prostate, et qu'il a même vers le col de la
vessie, une excroissance, une sorte de champignon, qui bouche si herméti-
quement l'orifice de cet organe, qu'il ne parviendrait jamais à expulser une
seule goutte d'urine, s'il n'introduisait, chaque fois qu'il a besoin d'uriner,
une sonde dans la vessie, afin de soulever cette sorte de soupape. J'ajouterai
que M. Leroy a même proposé plusieurs fois au malade de lui faire l'excision
de cette excroissance, au moyen d'un instrument de son invention. Il existe
aussi, chez ce malade, un catarrhe vésical depuis quatre ans.

On voit, d'après cela, ce que l'on doit penser des prétendus calculs urinaires de ce malade.

L'oblitération du col de la vessie explique aussi pourquoi M. Leroy a été
obligé d'extraire de cet organe les graviers en question, qui étaient si peu volumineux, que, chez tout autre malade qui aurait eu le canal libre, ils seraient sortis naturellement en urinant.

J'ajouterai les observations suivantes à tout ce que je viens de dire, afin de
faire mieux sentir encore combien les craintes de mon confrère sont chimé-
riques.

J'ai fait analyser, soit par M. Lassaigne, soit par d'autres chimistes, pres-

attestent, dans les bi-carbonatés alcalins, des propriétés entièrement opposées à celles qu'on leur reconnaît généralement.

que tous les débris de calculs rendus par les malades auxquels j'ai donné des soins à Vichy, depuis six ans, et ces analyses n'ont jamais rien montré qui puisse faire partager les craintes de M. Leroy.

Je connais un grand nombre de malades qui viennent depuis long-temps prendre les eaux de Vichy, ou qui suivent chez eux, presque sans interruption, le régime alcalin, et jamais ces malades n'ont eu de calculs d'aucune espèce.

Les ouvriers qui travaillent dans les fabriques de soude où ils vivent dans une atmosphère constamment chargée de ce sel en poudre très fine, ont presque toujours leur urine à un état alcalin très prononcé, et jamais ils n'en ont éprouvé d'autres inconvéniens que d'avoir *plus faim et plus tôt faim* que lorsqu'ils travaillent dans d'autres fabriques. Il en est même qui passent leur vie sous cette influence alcaline, et cependant il est sans exemple, chez eux, qu'il y ait ni des maladies de vessie, ni surtout des calculs urinaires d'aucune espèce; et ces observations résultent d'enquêtes faites avec soin par M. d'Arcet et par d'autres, et dans les fabriques de soude de Marseille et dans celles de Paris.

Quant au confrère auprès duquel M. Leroy dit être appelé à Vendôme, et qui est affecté de la pierre, je répondrai qu'il n'est jamais venu à Vichy, qu'il a pris seulement de l'eau transportée, mais que malheureusement il a l'estomac et la vessie si malades, si irritables, qu'il ne peut supporter cette eau qu'en trop petite quantité pour alcaliser convenablement son urine.

Agréez, Monsieur le Président, l'assurance de ma très haute considération.

CH. PETIT.
Docteur en médecine, Inspecteur-adjoint
des eaux de Vichy.

Paris, le 17 février 1839.

La lettre suivante adressée de même, quelques jours après, à M. le Président de l'Académie royale de Médecine, a complété ma réponse à M. le docteur Leroy-d'Étiolles.

MONSIEUR LE PRÉSIDENT.

De nouveaux renseignemens me mettent à même de pouvoir détruire de

« *Conclusion générale.* Des faits, des expériences, des raisonnemens exposés dans ce rapport, nous tirerons les conclusions suivantes :

« 1° Les concrétions urinaires sont attaquées par l'urine, lorsque celle-ci est devenue alcaline, par suite de l'usage des eaux thermales de Vichy, prises en bains et en boisson.

« 2° Il n'est pas prouvé que des concrétions urinaires d'un volume assez considérable pour constituer de véritables calculs, aient été entièrement guéries par ces eaux.

« 3° Cette guérison n'est nullement impossible, elle offre même d'assez grandes probabilités.

« 4° La question ne peut être jugée que par l'expérimentation.

« 5° L'expérimentation ne paraît pas offrir de dangers.

« En conséquence nous prions M. le ministre des tra-

---

la manière la plus complète cette assertion avancée par M. le docteur Leroy-d'Étiolles, dans la lettre qu'il a adressée à l'Académie, le 11 de ce mois, que chez un calculeux qu'il a cité, M. G., *la pierre s'était reformée quatre fois depuis trois ans, et cela d'autant plus vite qu'il prenait de l'eau de Vichy en plus grande abondance.*

M. Leroy était très mal informé, lorsqu'il a avancé ce fait, car j'ai eu l'occasion de voir aujourd'hui même le malade en question, et il m'a affirmé de la manière la plus positive qu'il n'avait jamais bu d'eau de Vichy, ni à Vichy ni chez lui, avant la fin du mois de juin dernier, époque à laquelle il est venu en boire à la source.

Ce malade a rendu, il est vrai, deux petits graviers quelque temps après son retour de Vichy, au mois de septembre dernier; mais j'ai dit, dans ma lettre précédente à l'Académie, de quelle nature étaient ces graviers, et j'ai démontré qu'ils n'avaient pu se former ni dans les reins ni dans la vessie, mais qu'ils provenaient de la glande prostate.

Je n'ai pas besoin, M. le Président, de vous faire sentir toute l'importance de cette réclamation.

Agréez, etc.

Paris, le 21 février 1839.

vaux publics, de l'agriculture et du commerce, d'accéder à la demande de M. Petit.

« Lu et adopté en séance, le 9 avril 1839. »

Ont signés : MM. HUSSON, BRICHETAU,
O. HENRY, BLANDIN et
BÉRARD, rapporteur.

RÉSUMÉ D'ESSAIS

TENTÉS

POUR LA SOLUTION DES CALCULS VÉSICAUX

DANS L'EAU DE VICHY NATURELLE,

et dans le but de répondre à diverses questions qui s'y rattachent ; (1)

PAR M. OSSIAN HENRY,

Chimiste, membre et chef des travaux chimiques de l'Académie
royale de médecine, etc.

PREMIÈRE QUESTION.

« *Quelle est la proportion du mucus ou de ce qu'on nomme ainsi dans les calculs vésicaux? Y a-t-il du mucus dans tous les calculs ?*

« Je pense que tous les calculs vésicaux, et cela peut-être sans exception, si ce n'est ceux de *cystine* pure (oxide cystique) renferment une certaine quantité de mucus ou du moins de la substance qui porte ce nom. Dans tous ceux que j'ai examinés, j'ai toujours rencontré cette matière, et c'est elle, comme on le sait, qui sert de lien aux élémens qui constituent les calculs de la vessie. La proportion en est très variable; tantôt elle est très considérable, ce qui rend les calculs plus denses, tantôt elle est minime, et ils ont alors ordinairement peu de cohésion.

(1) En lisant ce mémoire, on verra que toutes les expériences chimiques que M. Henry a faites pour éclairer la commission, confirment complètement tout ce que j'ai écrit, dans mes mémoires antérieurs, sur l'action que les alcalis exercent sur les calculs urinaires.

« La matière que nous continuerons à désigner sous le nom de *mucus* est en quantité très variable, nous le répétons, dans les calculs de la vessie, mais la plus ou moins grande proportion n'affecte pas les calculs de telle ou telle nature: ainsi on en trouve tantôt peu, tantôt beaucoup dans des calculs d'acide urique ou d'urate, ainsi que dans ceux de phosphate de chaux ; cependant les concrétions à base de phosphate ammoniaco-magnésien offrent ordinairement peu de mucus, et elles sont alors plus friables, tandis que dans celles d'oxalate calcique, il abonde presque toujours, ce qui rend celles-ci très dures et difficiles à briser.

« On conçoit aisément la présence du mucus dans les calculs de la vessie, puisque cette substance, qui existe *naturellement* dans l'urine normale, devient surtout abondante dans les cas où la membrane muqueuse de la vessie est le siège d'un inflammation, comme cela arrive, lorsqu'un ou plusieurs calculs renfermés dans cet organe y déterminent sans cesse une plus ou moins grande irritation. C'est à cette cause qu'il faut attribuer la grande proportion de mucus qui accompagne presque toujours l'urine des personnes calculeuses, chez lesquelles on le voit se déposer sous forme de glaires ou d'une sorte de dépôt blanchâtre, floconneux, peu après l'émission de ce produit de sécrétion.

« Les caractères principaux du mucus sont d'être à peine soluble dans l'eau, mais de s'y gonfler en prenant un aspect glaireux ou floconneux, de se dessécher par une chaleur modérée, en formant un enduit jaunâtre qui, par l'eau, reprend son aspect primitif. Le mucus est décomposable par la chaleur comme les matières animales; les acides étendus, à l'exception de l'acide lactique, ne le dissolvent qu'en très minime proportion ; les alcalis très étendus aussi agissent de même, mais ils le dissolvent quand ils sont plus concentrés ; les carbonates et bi-carbonates de soude ou de potasse en dissolution, agissent sur lui, soit en le gonflant s'ils sont très affaiblis d'eau, soit en le dissolvant s'ils sont plus concentrés.

« Nous avons placé dans de l'eau de Vichy naturelle, des proportions déterminées de différens mucus séchés à une douce chaleur. Le premier provenait de calculs vésicaux (1); le deuxième, de l'urine normale (2), et le troisième était du mucus nasal clair, filant, recueilli dans un verre de montre et exposé à une température de 40° environ. Après un contact de quelques jours dans l'eau de Vichy à 40°, ces mucus s'étaient beaucoup gonflés. Nous avons filtré les liquides, et l'analyse nous en a fait reconnaître une certaine quantité dans le produit évaporé ; la proportion en a été toutefois plus grande avec le *mucus vésical* et celui du *nez* dont la cohésion paraissait moindre. On s'est assuré de cette solution en traitant à satura-

(1) Le mucus des calculs a été obtenu en traitant une assez grande quantité de poudre d'un calcul volumineux d'acide urique et de phosphate, d'abord par de la potasse très étendue d'eau, puis par de l'eau chargée d'acide hydrochlorique, à plusieurs reprises, et lavant à grande eau le dépôt floconneux d'un blanc sale obtenu. Ce dépôt, chauffé dans l'eau, exhalait une odeur de colle-forte désagréable; recueilli après lavage et séché doucement dans une capsule, il s'est beaucoup raccorni et a pris une couleur brunâtre (M. Henry).

(2) Le mucus de l'urine normale a été obtenu en opérant sur plusieurs litres d'urine fraîche dont on a neutralisé l'acidité presque tout-à-fait. Il s'est fait un abondant dépôt qui, recueilli, lavé, a été traité d'abord par une eau alcaline très légère, puis acidulée ensuite. Après un lavage convenable, le précipité floconneux, séché à 45 ou 50 d. c., était d'un blanc sale, pulvérulent et moins raccorni que le précédent (M. Henry).

tion par l'acide acétique, le résidu de l'évaporation, puis par l'alcool et l'eau pure. La partie insoluble était en flocons blanchâtres, décomposables au feu, et présentait les principaux caractères assignés ci-dessus au mucus.

CONCLUSION.

« L'eau de Vichy ou un liquide chargé de bi-carbonates alcalins, peut donc contribuer à la solution du mucus et surtout changer son état physique en l'hydratant et le gonflant considérablement.

DEUXIÈME QUESTION.

« *Y a-t-il plus d'acide carbonique dans l'urine des buveurs d'eau de Vichy ?*

« Avant de répondre à cette question, j'ai voulu m'assurer s'il existe de l'acide carbonique dans l'urine normale, comme quelques chimistes l'ont avancé, et contrairement à l'opinion d'autres savans.

« Mais dans la crainte que la chaleur imprimée à l'urine ne fût l'origine de la production d'une certaine quantité de cet acide, par suite de la réaction de quelques principes, comme ceux de l'urée, si faciles à modifier, j'ai fait usage du procédé suivi par M. Magnus, pour isoler du sang cet acide. En conséquence, j'ai fait passer dans un poids de 1/2 litre d'urine normale récente, un courant très long-temps soutenu de gaz hydrogène *pur*, et le gaz était reçu à l'extrémité de l'appareil dans une solution de chlorure de barium et d'ammoniaque. Après douze heures, nous n'avons eu aucune trace d'acide carbonique, tandis qu'un poids semblable d'urine additionné d'une petite quantité d'eau chargée d'acide carbonique, ne tarda pas à fournir une notable proportion de ce gaz, après qu'elle eut subi le même traitement.

« Nous avons pris ensuite l'urine de trois malades, calculeux ou non, soumis depuis plus de trois semaines à l'eau de Vichy, et nous l'avons exposée au courant de gaz hydrogène pur, comme précédemment.

« Aucun indice d'acide carbonique n'a paru après douze ou quinze heures. Les urines étaient d'ailleurs très alcalines, et ne renfermaient que du carbonate de soude, sans bi ou sesqui-carbonate. Ces urines traitées par le sulfate de magnésie, donnèrent un précipité ; mais filtrées ensuite et soumises à l'ébullition, il ne parut aucun dépôt blanc notable.

CONCLUSION.

« L'urine normale récente ne paraît donc pas renfermer d'acide carbonique, et dans celle rendue après l'administration prolongée de l'eau de Vichy, ce gaz n'y existe pas non plus en liberté ; de plus même, le bi-carbonate de l'eau minérale ne s'y trouve qu'à l'état de carbonate neutre.

ANNOTATIONS.

« J'ai examiné les urines de plusieurs individus affectés de calculs vésicaux, dont le diamètre avait été mesuré autant que possible, et dont quelques fragmens avaient permis de connaître à-peu-près la nature. Les uns étaient à base d'acide urique ou d'urate, les autres formés de phosphates calcaire et ammoniaco-magnésien.

« 1° L'urine très acide, dans le premier cas, était chargée d'une assez grande quantité de *mucus* qui se réunissait en un paquet glaireux, et peut-être aussi d'*albumine*, puisque, après sa filtration, l'ébullition y déterminait un nouveau coagulum blanc. Elle tenait en solution des phosphates terreux, puis de l'acide urique qui se déposa en partie avec le mucus. Enfin l'urée qu'elle renfermait était en proportion un peu moindre que dans l'état normal.

« 2° J'ai examiné ensuite l'urine d'un malade auquel on avait extrait, six mois auparavant, par la lithotritie un calcul de phosphate ammoniaco-magnésien, et chez lequel un nouveau calcul s'était formé.

Ce malade, âgé de 82 ans, rendait une urine dont la couleur était à peine ambrée, et qui ne renfermait que des traces d'urée, ce liquide acide tenait en solution du phosphate de chaux et de phosphate ammoniaco-magnésien, mais peu de mucus.

« Ces deux malades furent soumis pendant quelque temps à un traitement par l'eau minérale naturelle de Vichy, et leurs urines examinées alors présentèrent quelques changemens.

« Ainsi, la première (n° 1) était devenue alcaline; elle ne renfermait plus que très peu de mucus; elle contenait sensiblement du carbonate et de l'urate de sonde et quelques phosphates alcalins, puis à-peu-près la même proportion d'urée.

« La seconde (n° 2) devenue aussi très acaline, très putrescible, ne donna, comme dans le premier essai, que des traces d'urée, puis du carbonate de soude et des phosphates alcalins, ainsi qu'une légère quantité de carbonates terreux, déposés avec le mucus.

« Il paraîtrait donc vraisemblable qu'ici les calculs

existant dans la vessie de ces malades avaient déjà éprouvé quelques modifications de la part de l'eau de Vichy, en formant avec le bi-carbonate de soude de nouvelles combinaisons.

« *Provoquer la disgrégation de quelques calculs, et voir si les graviers ressemblent à ceux des malades de M. Petit.*

« Les expériences entreprises à Vichy par M. Petit, puis par mon honorable confrère M. Chevallier, sur la dissolution des calculs dans l'eau minérale de ce pays, démontrent d'une manière non douteuse l'action dissolvante de cette eau sur la plupart des pierres qui se forment dans la vessie.

« Cette action est toujours assez variable quant à son intensité, et cela en raison de la nature et de la cohésion des calculs vésicaux. Elle provient, en tout état de choses, de la présence du bi-carbonate alcalin et peut-être aussi de celle des bi-carbonates terreux qui l'accompagnent.

« Les remèdes proposés comme lithontriptiques, sous les noms de remèdes de mademoiselle Steevens, de lessive de Saunders, de tisane de Mascagny, de potion et de solution lithontriptiques, etc., etc., ne doivent leur action dissolvante qu'à la présence des carbonates de soude et de potasse qui s'y trouvent ou qui s'y forment, ou bien à celle de la chaux et de la soude qui y deviennent libres, comme l'a fait voir M. Chevallier.

« Enfin, les effets non douteux de certaines eaux minérales sur les calculs de la vessie, et surtout ceux des bi-carbonates alcalins sont le résultat de l'action qu'exercent principalement ces sels sur l'acide urique libre ou combiné (base de la plupart des calculs), et sur le mucus qui leur sert de lien.

« Pour apporter encore de nouvelles preuves à l'appui de l'action dissolvante ou disgrégeante de l'eau de Vichy, nous avons fait immerger plusieurs calculs de nature différente dans des quantités déterminées d'eau minérale, tenue sans cesse à une chaleur de 35 à 45 degrés centigrades.

« Les calculs étaient fort différens, quantà leur nature; leur volume et leur texture. Ceux-ci formés de phosphate calcaire et de phosphate ammoniaco - magnésien avec des traces d'acide urique, renfermaient peu de mucus; leur cohésion était assez faible; ceux-là, d'une couleur orangée ou jaune chamois, étaient plus ou moins gros, ovoïdes, formés de couches concentriques superposées, et leur composition donnait une grande quantité d'acide urique et d'urate d'ammoniaque, puis du mucus et un peu de phosphate; enfin les autres étaient très durs, mamelonnés, en fragmens provenant d'un calcul primitif volumineux, et l'analyse y faisait reconnaître beaucoup d'oxalate de chaux, du mucus, ainsi qu'une certaine proportion d'acide urique , puis des traces de phosphate.

« Ces calculs ont été soumis isolément à l'action d'un litre d'eau minérale de Vichy, pendant quinze jours; et le liquide, à cette époque, fut remplacé pendant quinze nouveaux jours par une nouvelle dose semblable que l'on répéta une troisième fois.

« Chaque calcul avait donc eu le contact de trois litres d'eau minérale. Séchés alors, ils furent pesés, et le liquide tiré à clair et filtré, fut analysé à part.

« N° 1. — Un calcul assez gros, arrondi, lisse, couleur *nankin*, formé d'acide urique, d'urate d'ammoniaque, d'une petite quantité de mucus et de phosphates terreux, pesait, sec, 4 gram., 65 cent.

« Au bout de six semaines de contact, il fut essuyé, séché et pesé de nouveau. Il avait perdu 1   73, c'est-à-dire 37, 2 pour o/o.

« N° 2. — Un calcul de la même nature, mais plus petit, pesant, sec, o gram. 67, perdit o, 39, c'est-à-dire 58 2 pour o/o.

« N° 3. — Un calcul volumineux, scié en deux parties égales, composé de couches concentriques superposées, ayant une *écorce* moins lisse que les précédentes, une couleur plus orangée, et présentant plus de cohésion, fut analysé ; il donna : acide urique prédominant, urate ammoniacal, mucus et phosphate terreux.

« Son poids, sec, était de 24 gram. 3, et, après six semaines, il perdit 2 gram. 8, c'est-à-dire 11, 5 pour o/o.

« N° 4. — Un fragment de calcul, scié par la moitié, assez friable, d'une couleur blanchâtre, formé de zones peu épaisses, donna à l'analyse pour composition, savoir : à-peu-près parties égales de phosphate calcaire et de phosphate ammoniaco-magnésien, un peu de mucus, d'acide urique ou d'urate, et, dans son noyau, de l'oxalate de chaux.

« Il pesait, sec, 4 gram. 55 et perdit 1 gram. 35, c'est-à-dire 29, 6 pour o/o.

« N° 5. — Enfin un fragment mamelonné, brunâtre, très dur, offrant quelques couches concentriques, était formé en grande partie d'oxalate de chaux, avec de l'acide urique et du mucus.

« Il pesait o $^{gram.}$ 75 et perdit o $^{gram.}$ 13 d'acide urique c'est-à-dire, 17, 3 pour o/o.

« Il devint caverneux, lorsqu'on l'examina avec la loupe, mais perdit peu de sa cohésion.

« La dissolution plus ou moins complète de ces calculs, avait donc eu lieu par l'action prolongée de l'eau de Vichy sur eux.

« Cette dissolution s'opère avec quelques phénomènes qu'il est bon de rapporter.

« Après quelques jours d'immension dans l'eau minérale, les calculs, ceux principalement où domine l'acide urique et l'urate d'ammoniaque, deviennent blanchâtres, opaques à leur surface et dans les parties qui indiquent les couches concentriques (lorsqu'ils sont sciés). Bientôt après, cette surface se fendille et il se détache une matière blanchâtre en petits feuillets qui se précipitent au fond du vase; cette matière recueillie est formée d'urate de soude. L'action continuée ainsi sur le calcul, de nouvelles croûtes se détachent et se précipitent ou se dissolvent en partie dans l'eau surnageante.

« Le calcul devient alors ordinairement friable et souvent très facile à briser. Quelquefois même il se fendille naturellement, parce que l'eau minérale, en s'infiltrant entre les couches qui le composent, il gonfle en partie le mucus, puis en dissout une certaine quantité et réagit aussi sur les principes de ce calcul pour former de nouvelles combinaisons qui par leur arrangement, tendent à en écarter les molécules. Il se fait là une sorte de lithotritie naturelle.

« L'eau minérale de Vichy, agit donc ici non-seulement parce qu'elle dissout une partie des principes du calcul, mais encore parce qu'elle amène la disgrégation de ses diversés parties et le dispose à être facilement divisé, soit naturellement, soit par les moyens mécaniques.

« Quant à l'eau de Vichy décantée, après son contact avec les concrétions, elle renferme en solution, outre différens sels qui la minéralisent, des restes de bi-carbonate alcalin, puis de l'urate de soude ou des phosphates alcalins, ainsi que des traces non équivoques de mucns.

« Dans l'essai n° 4, où le calcul, mis en expérie nce avec l'eau de Vichy, était en base de phosphates calcaire et ammoniaco-magnésien, il y eut dans l'eau filtrée indice de phosphate alcalin, et dans le dépôt précipité au fond du vase, on trouva à côté de l'urate de soude et des carbonates de chaux et même de magnésie.

QUATRIÈME QUESTION.

Comparer les fragmens de calculs aux graviers des indivi-
dus ayant la gravelle.

« Les fragmens de calculs rendus naturellement par les malades calculeux, soumis à l'eau de Vichy, m'ont paru en général à angles plus aigus et d'une forme moins arrondie que ceux que forment les graviers.

« Cette disposition anguleuse des fragmens dont nous parlons, tend à faire présumer qu'ils proviennent d'un calcul disgrégé ou brisé par une cause quelconque et qu'ils n'existaient pas tels primitivement dans la vessie.

CINQUIÈME QUESTION.

« Que prouve la couche blanche d'urate de soude à la surface du calcul ovalaire de M. Ballivet? Est-ce une formation nouvelle? Est-ce une preuve de dissolution commencée?

« Cette couche ou efflorescence en partie dissipée par le frottement du calcul, était bien réellement due à de l'*urate de soude*. D'après les essais qui précèdent (troisième question), on ne saurait se refuser à penser qu'elle est le résultat d'un commencement de dissolution et d'action de l'eau de Vichy sur le calcul dont la couche extérieure était composée d'acide urique.

SIXIÈME QUESTION.

« Les fragmens rendus portent-ils des traces évidentes de dissolution?

« J'ai examiné un assez grand nombre d'échantillons de calculs rendus naturellement à la suite de l'administration de l'eau de Vichy, tant en bains qu'en boissons, et remis par M. Petit; je puis dire que tous ont présenté des marques évidentes de dissolution, dont l'effet était visible, soit à l'œil nu, soit à la loupe.

« Ainsi:

« 1° Calcul de M. Longperier.

« Ce calcul d'acide urique, en zones circulaires, et de forme lenticulaire, a été attaqué à la surface, sur son écorce.

« 2° Calculs de M. Fray de Fournier.

« Il en existe trois de forme pyramidale, et composés d'acide urique et de phosphate. Examinés à la loupe, ils sont crevassés et couverts de gerçures par suite de l'action de l'eau de Vichy.

« 3° Calcul de M. Ballivet.

« Ce calcul d'une couleur rouge orange, intense, ovoïde, lisse à sa surface et formé d'acide urique, était recouvert d'une efflorescence blanche d'urate de soude produit par la réaction de l'eau alcaline sur la partie externe de cette concrétion.

« 4° Calcul de M. Cham....

« Il était jaunâtre, composé d'acide urique avec des traces d'ammoniaque. A l'œil nu, on le reconnaît criblé de pores et devenu spongieux, effet dû à l'action de l'eau de Vichy sur les principes qui le constituent.

« 5° Calcul de M. Chaumont.

« Ce calcul à base d'acide urique, avec des traces très minimes d'ammoniaque et de phosphate, est en cône, blanc, luisant, très poreux et attaqué profondément ; sa couche extérieure est blanche et passée à l'état d'urate de soude.

« 6°. — Calcul de M. Lavigandie.

« Les fragmens au nombre de six, rendus par ce malade, sont à base d'acide urique combiné à des traces d'ammoniaque et à une petite quantité de soude ; ils sont très poreux, et il est facile de voir que l'eau minérale les a attaqués.

« 7° — Calculs de M. Fournier.

« Au nombre de trois rendus le 22 juillet, le 8 août et le 30 du même mois (1838).

« Le premier était formé d'acide urique et était en plusieurs fragmens. Le deuxième était un petit fragment de bois, servant sans doute de noyau, et recouvert encore de quelques parties salines, quand on l'examine à la loupe. Enfin, le troisième est composé de deux fragmens très celluleux et d'un blanc jaunâtre visiblement attaqués.

« 8° Calcul de M. Valérix.

« Il est à base d'acide urique et de phosphate, en forme de champignon et évidemment corrodé.

« 9° Les fragmens nombreux en petits feuillets, formés d'urate de soude, rendus par M. Dubar avec les urines, proviennent de la réaction de l'eau de Vichy sur une calcul *urique*, existant dans la vessie.

« J'ai vu, en outre, il y a plus d'un an, chez mon confrère M. Chevallier, des calculs vésicaux de diverses natures très attaqués, devenus poreux, crevassés et spongieux, par suite de l'action de l'eau de Vichy sur eux.

RÉSUMÉ.

« En résumant les faits qui découlent de ces expériences, il résulte :

« 1° Que l'eau minérale naturelle de Vichy, ainsi probablement que toutes les eaux alcalines gazeuses, agit d'une manière non douteuse sur les calculs des voies urinaires ;

« 2° Que les effets de l'eau minérale sur ces calculs consistent, non-seulement dans la dissolution sensible de plusieurs principes de ces concrétions, mais encore dans la désagrégation de leurs ingrédiens, d'où résulte, d'une part, soit la diminution du volume de ces calculs, diminution qui peut amener leur expulsion naturelle hors de la vessie par les urines; de l'autre, leur division, naturelle aussi, qui conduit aux mêmes résultats, ou enfin leur plus grande friabilité qui favorise singulièrement les efforts mécaniques de la lithotritie pour les réduire en poudre ;

« 3° Que les calculs mis directement en contact avec de l'eau de Vichy, et les fragmens rendus naturellement

4

par des calculeux soumis à une certaine médication par
cette eau minérale, offrent des traces évidentes de l'action dissolvante ou disgrégeante de ce liquide, soit dans
leur diminution en poids, ou dans les nouvelles formes
qu'ils présentent. »

J'aurais voulu publier, cette année, la suite de mes observations sur l'effet des eaux de Vichy contre la goutte,
et j'attendais, comme je le fais ordinairement pour m'occuper de ce travail, et afin de donner des résultats plus
concluans, que le printemps fût arrivé, et que, par conséquent, les goutteux en traitement eussent passé l'époque
de l'année pendant laquelle ils éprouvent le plus ordinairement des attaques de goutte; mais des préoccupations
étrangères à cette question m'ayant empêché de m'en occuper assez exclusivement pour pouvoir réunir, pendant
le peu de temps que je m'étais réservé avant le retour de
la saison des eaux, tous les rénseignemens dont j'avais
besoin sur l'état actuel des goutteux maintenant dissé-
minés sur tous les points de la France et même à l'étranger, j'ai mieux aimé remettre ce travail à l'an prochain
que de le donner incomplet.

Je dirai seulement que les nouvelles que j'ai reçues d'un
assez grand nombre d'entre eux, confirment de plus en
plus mon opinion sur l'efficacité des eaux de Vichy et, en
général, des boissons alcalines contre cette affection;
mais, pour qu'on ne se fasse pas d'illusions, pour qu'on
ne demande pas à cette médication plus qu'il n'est rationnel d'en exiger, je crois devoir répéter encore ici ce que
j'ai toujours dit du sens que l'on doit attacher, dans ce

cas, au mot *efficacité*. Il ne faut pas oublier que la goutte tient toujours à une disposition constitutionnelle, hérédi- taire ou acquise ; or, je ne pense pas qu'il soit possible, chez tous les goutteux, de changer si bien cette disposi- tion, qu'il doive suffire de se mettre pendant quelques semaines et même quelques mois à l'usage des boissons alcalines, pour que l'on soit à jamais préservé d'attaques de goutte. La tendance au retour de la maladie subsis- tera dans le plus grand nombre des cas, et les goutteux devront toujours la combattre, et par un régime conve- nable et par l'usage habituel des alcalis, s'ils ne veulent pas voir les attaques se reproduire. L'on concevra aussi que la disposition à la goutte devant nécessairement va- rier suivant les individus, le traitement ne peut pas réus- sir au même degré et avec la même promptitude chez tous les goutteux. L'on doit même s'attendre à rencon- trer quelques cas plus ou moins rebelles au traitement, et ce ne serait là encore que ce que l'on observe tous les jours pour les affections les mieux connues et qui sont considérées comme celles que la médecine a le moyen de combattre avec le plus de succès. Ce que l'expérience ap- prend jusqu'ici, c'est que la plupart de ceux qui suivent rigoureusement le traitement, finissent par ne plus avoir d'attaques. Seulement, chez quelques-uns, l'on n'en voit plus reparaître dès le moment qu'ils ont commencé à s'y soumettre, tandis que, chez d'autres, il en reparaît en- core quelques-unes, surtout pendant la première année, ce qui n'empêche pas qu'ils ne finissent eux-mêmes par ne plus en avoir, lorsqu'ils le continuent avec persé- vérance.

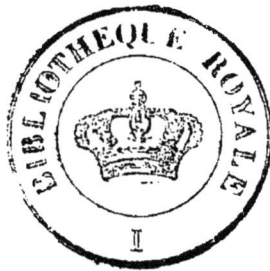